Lizandra Espinosa Carás
Mirtha María Peláez Vega

A CAGUTA

Lizandra Espinosa Carás
Mirtha María Peláez Vega

A CAGUTA

Resultados da sua aplicação em doentes com doença inflamatória pélvica crónica.

ScienciaScripts

Imprint

Any brand names and product names mentioned in this book are subject to trademark, brand or patent protection and are trademarks or registered trademarks of their respective holders. The use of brand names, product names, common names, trade names, product descriptions etc. even without a particular marking in this work is in no way to be construed to mean that such names may be regarded as unrestricted in respect of trademark and brand protection legislation and could thus be used by anyone.

Cover image: www.ingimage.com

This book is a translation from the original published under ISBN 978-613-9-09261-1.

Publisher:
Sciencia Scripts
is a trademark of
Dodo Books Indian Ocean Ltd. and OmniScriptum S.R.L publishing group

120 High Road, East Finchley, London, N2 9ED, United Kingdom
Str. Armeneasca 28/1, office 1, Chisinau MD-2012, Republic of Moldova, Europe
Printed at: see last page
ISBN: 978-620-7-61577-3

Copyright © Lizandra Espinosa Carás, Mirtha María Peláez Vega
Copyright © 2024 Dodo Books Indian Ocean Ltd. and OmniScriptum S.R.L publishing group

O GATO
RESULTADOS DA SUA APLICAÇÃO EM DOENTES COM DOENÇA
INFLAMATÓRIA PÉLVICA CRÓNICA.
LIZANDRA ESPINOSA CARÁS MIRTHA MARÍA PELÁEZ VEGA
2024

INTRODUÇÃO

Em 1982, o Centers for Disease Control, na sequência de um simpósio realizado em 1980 em Atlanta, EUA, definiu a doença inflamatória pélvica (DIP) como uma síndrome clínica associada à ascensão de microrganismos da vagina ou do colo do útero para o endométrio, as trompas de Falópio e as estruturas contíguas, excluindo as relacionadas com a gravidez, o parto, o puerpério e a cirurgia (Erice, Román, Ulloa, Peláez, Juncal, 2008). A forma de apresentação pode ser aguda ou crónica. É uma das patologias mais comuns que afectam as mulheres em idade fértil. O impacto da infeção pélvica na condição física da mulher varia desde uma infeção assintomática ou silenciosa até ao aumento da morbilidade, em alguns casos levando à morte. Outros factores que têm sido associados a um aumento da DIP incluem a utilização de dispositivos intra-uterinos (DIU), infecções sexualmente transmissíveis, puerperais e pós-aborto, e alguns procedimentos cirúrgicos, como a dilatação e curetagem uterinas, a histerossalpingografia e uma história de DIP anterior.Estima-se que, no ano 2000, uma em cada duas mulheres que atingiram a idade reprodutiva na década de 1970 tenha tido um episódio de doença inflamatória pélvica (DIP), das quais 25% foram hospitalizadas, 25% foram submetidas a cirurgia de grande porte e 20% eram inférteis. Entre 8 a 20% das mulheres com cervicite gonocócica não tratada e 8 a 10% das mulheres com cervicite por clamídia não tratada complicaram-se com DIP (Rigol 2004). A DIP é uma das doenças infecciosas mais comuns nas mulheres em idade reprodutiva. Nos Estados Unidos, estima-se que mais de 1 milhão de mulheres sofram um episódio de doença inflamatória pélvica aguda todos os anos. Não existe informação disponível sobre a prevalência e a incidência da DIP na população do

Instituto Mexicano de Segurança Social (IMSS). No entanto, podemos afirmar que a DIP é um problema de saúde com um custo considerável para a sociedade. No IMSS, a DIP é uma das principais razões para a procura de cuidados médicos na população de mulheres sexualmente activas nos diferentes níveis de cuidados, bem como nos serviços de emergência, pelo que as possibilidades terapêuticas para esta entidade são ainda ilimitadas, especialmente se nos basearmos nos conceitos da Medicina Tradicional Asiática, quando consideramos que as alterações energéticas no Jiao Inferior facilitam a instalação de formas patogénicas, causando processos de plenitude, seguidos de processos crónicos devido a deficiências nos canais ligados à anatomia genital feminina. Como consequência, a humidade transforma-se em fleuma, que se transforma em muco que se organiza e afecta as estruturas ginecológicas em primeiro lugar, provocando formas crónicas do processo inflamatório e doloroso. A origem da Medicina Tradicional Chinesa ultrapassa os primórdios da história, é um conjunto de métodos empíricos, que se baseiam na experiência prática adquirida durante um longo período de tempo. Não se sabe muito sobre as suas origens, mas está fortemente marcada por três figuras lendárias, três imperadores míticos (Borjas, Puig, 2002). A Organização Mundial de Saúde (OMS) tem vindo a promover a utilização integrada dos sistemas tradicionais de medicina como parte dos programas de cuidados de saúde primários e tem incentivado o estudo da sua potencial utilização como um dos pilares básicos em que se devem basear os cuidados de saúde primários (Coletivo de Autores, 2011). Em Cuba, a medicina tradicional era praticamente desconhecida, uma vez que a população aborígene foi quase totalmente exterminada no início da colonização. As experiências das etnias africanas e da cultura espanhola foram incorporadas nestas escassas práticas (Torres P, 2003). Em 1991, Fidel ordenou o início de um programa para a utilização racional das plantas medicinais, o seu estudo científico e a generalização das experiências resultantes como parte do programa de preparação para a guerra de todo o povo, a sua implementação prática foi expressa em 1993 pela diretiva 8/93 do Ministro das Forças Armadas Revolucionárias (FAR). Em 1995, entrou em vigor a Diretiva 26/95 do Ministro das FAR e o 1º Programa de Generalização da Medicina Tradicional e Natural (MTN) nas FAR, e em 2001 entrou em vigor o 2º Programa de Generalização da MTN nas FAR. Em 2002, foi aprovado o Acordo 4282 da Comissão Executiva do Conselho de Ministros (MINFAR, 2010). Em 2011, o VI Congresso do PCC aprovou a orientação 158 da Política Económica e Social do Partido e da Revolução, que propunha dar atenção ao desenvolvimento da Medicina Natural e Tradicional.

A medicina natural e tradicional não é um método alternativo para o período especial, mas uma disciplina das ciências médicas que precisa de ser estudada, aperfeiçoada e mantida no país. A aplicação destes procedimentos de prevenção, diagnóstico e tratamento é de grande importância em tempo de paz, em situações de contingência e na preparação da guerra de todo o povo, com a sua aplicação incorporamos novas opções terapêuticas aos serviços médicos das FAR (MINFAR, 2010).

Acupunctura (do latim acus: agulha, puntura: picar) é o nome dado ao procedimento terapêutico chinês Tshen-Ziu, que consiste na aplicação de agulhas muito finas em determinados pontos da pele (Álvarez, 1989).

Dentro da ampla utilização da terapia por acupunctura, as doenças ginecológicas em geral e a dor pélvica em particular, ocupam um lugar preferencial em termos da eficácia do tratamento, da sua inocuidade e da economia de recursos medicinais. **A** criação do Departamento de Medicina Tradicional Asiática tornou possível o tratamento por acupunctura da dor pélvica, contribuindo para melhorar a disposição combativa das mulheres nas nossas unidades (Reyes, Castro, Martínez, 2012).A terapia de sementeira de catgut é uma técnica relacionada com a acupunctura, através da implantação de pequenos pedaços de catgut cromado inseridos sob determinadas partes do tecido subcutâneo para o tratamento de doenças, os locais de sementeira, muitos dos quais com pontos de acupunctura, proporcionam uma estimulação constante (geralmente 17-21 dias). Este tipo de tratamento ativa a função fisiológica e corrige a condição patológica do corpo de acordo com o objetivo de curar doenças. Na nossa província, a sua incidência é estimada em 60% da população feminina em idade fértil. É de grande importância conhecer esta condição, pois não existe nenhum programa no mundo que a apoie, razão pela qual a consideramos um aspeto de atenção prioritária para a formação do pessoal de saúde.

Para construir uma sociedade orientada para o bem-estar, a equidade e a igualdade das pessoas que a compõem, os seus grupos e comunidades necessitam de adquirir conhecimentos e competências, desempenhando o processo de formação um papel importante; este engloba os processos educativos que visam melhorar ou aperfeiçoar o seu desenvolvimento humano.

A Região Militar de Guantanamo não está isenta do impacto que a doença inflamatória pélvica crónica (DIPC) tem na condição física das mulheres e apesar de não constituir um programa prioritário, a incidência e prevalência, bem como o aumento desta doença em idade precoce, obriga o médico da tropa a procurar soluções para lidar com este problema de saúde, incorporando no seu comportamento hábitos que lhe permitam manter um equilíbrio entre a saúde e a doença, Assim, decidimos realizar esta investigação com o objetivo de avaliar a resposta ao tratamento com Catgut-terapia para a doença inflamatória pélvica crónica nas mulheres da Região Militar de Guantánamo no período de janeiro a dezembro de 2023; Assim, desenhámos este estudo para responder ao seguinte enunciado do **problema científico**:

A utilização de abordagens de Medicina Tradicional e Natural é eficaz no tratamento desta doença?

Objetivo: Esquema de tratamento com a implantação de catgut em pontos de acupunctura em pacientes com CIPD.

Com base no objeto de investigação acima referido, estabeleceu-se como **campo de atuação** a terapia com implantação de catgut em pontos de acupunctura como técnica relacionada com a acupunctura e modalidade de medicina tradicional e natural no tratamento de doentes com DIPC.

Com o resultado da investigação, a Medicina Geral e Integral e a Medicina Tradicional e Natural da nossa Região Militar contarão com mais uma modalidade de tratamento para as pacientes que sofrem de DIPC, o que oferece benefícios para elas e para o país, assim como a possibilidade de alargar a sua aplicação a outras patologias ginecológicas e, desta forma, conseguir um maior conhecimento desta terapia entre todos os profissionais.

QUADRO TEÓRICO

A doença inflamatória pélvica (DIP) consiste na inflamação do útero (endometrite), das trompas de Falópio (salpingite) e das estruturas pélvicas adjacentes (complexo túbulo-ovárico, peritonite pélvica). A DIP causa problemas médicos, sociais e económicos significativos. As sequelas a longo prazo, especialmente a infertilidade por factores tubários e a gestação extra-uterina, são frequentes e de tratamento muito dispendioso. O tratamento médico da DIP deve ser imediato porque as sequelas são mais frequentes se o tratamento for atrasado ou inadequado (Alvarado, Chaguendo, 2008).

A doença inflamatória pélvica (DIP) é uma infeção do trato genital superior, incluindo as diferentes fases evolutivas do processo infecioso, bem como o envolvimento de qualquer uma das suas localizações, sendo a inflamação das trompas de Falópio a forma mais comum. Esta entidade pode aparecer em qualquer momento da vida reprodutiva da mulher, mas o risco de aparecer durante a adolescência e a juventude é muito maior; admite-se que nas mulheres com menos de 20 anos o risco é três vezes maior do que no grupo etário dos 25-29 anos.

A maior frequência desta doença em adolescentes e jovens explica-se, entre outros aspetos, pela estreita associação entre as infeções sexualmente transmissíveis (IST) e as DIP; considera-se atualmente que um episódio recente de IST está presente em mais de 90 % de todas as DIP. Como é do conhecimento geral, a prática de comportamentos sexuais de risco é uma caraterística comum a este grupo etário, o que faz com que este sector da população esteja em maior risco de contrair

IST, DIP e suas sequelas (Peláez, 2012).

Vários organismos têm sido implicados como agentes etiológicos da DIP; no entanto, na maioria dos casos, está presente mais do que um organismo. Em diferentes estudos efectuados nos EUA, 5-39% das mulheres com um diagnóstico de DIP foram diagnosticadas com DIP cervical e 0-10% com DIP tubária, e a serologia foi positiva em 20-40% das mulheres com uma história de DIP. Como já foi referido, muitas vezes está envolvido mais do que um microrganismo; assim, um bom grupo deles (anaeróbios e aeróbios) foi isolado do terço superior da vagina em 25 a 30% das mulheres diagnosticadas com DIP.

Embora a vaginose bacteriana seja considerada uma infeção endógena, é importante saber que se verificou que está diretamente relacionada com a génese da DIP polimicrobiana. Assim, nas mulheres com DIP grave, os germes envolvidos na patogénese da vaginose bacteriana são frequentemente encontrados. Daí a importância de diagnosticar e tratar a vaginose bacteriana, especialmente quando se pretende efetuar procedimentos ginecológicos programados (Gutiérrez-Ramos, 2007).

Os órgãos genitais externos devem ser examinados para detetar vermelhidão, fissuras, ulcerações, verrugas e corrimento. A inspeção do colo do útero é essencial, pois pode revelar endocervicite mucopurulenta ou a presença de mais de 10 leucócitos polimorfonucleares por campo microscópico, que são de grande magnitude quando observados pela coloração de Gram. Durante o exame pélvico bimanual, a dor à mobilização do colo do útero e dos anexos uterinos é a pedra angular do diagnóstico clínico clássico da DIP, e o seu valor preditivo é de 70 % quando o exame laparoscópico é efectuado como confirmação diagnóstica.

Os estudos laboratoriais mostram que o aumento da taxa de sedimentação de eritrócitos, dos leucócitos e da proteína C-reactiva está associado à DIP. O exame ultrassonográfico pode mostrar a presença de massas pélvicas (abcessos tuboovarianos), trompas dilatadas (piosalpinge ou hidrossalpinge) e líquido no fundo da bolsa de Douglas. Trata-se de um exame não invasivo efectuado como complemento do exame pélvico bimanual.

O estudo laparoscópico foi inicialmente utilizado para confirmação do diagnóstico clínico e está indicado em doentes em que, para além da suspeita clínica de DIP, se inclui a possibilidade de apendicite, enterite regional, gravidez extra-uterina, endometriose, quisto do ovário, hemorragia intra-abdominal devido à ovulação ou rutura do corpo lúteo. A laparoscopia também pode ser utilizada para recolha de amostras microbiológicas. A explicação mais amplamente aceite para o atual aumento da infertilidade é o impacto de factores exógenos, devido ao aumento das infecções sexualmente transmissíveis como causa de DIP, pelo que a maioria dos casos de infertilidade pode ser atribuída a infecções tubárias. A gravidez ectópica (tubária) também está associada a DIP prévia e à oclusão incompleta do lúmen tubário.

As mulheres que tiveram DIP têm 6 a 10 vezes mais probabilidades de ter uma gravidez ectópica. Na maioria dos estudos, cerca de metade das trompas removidas por gravidez ectópica apresentam sinais de infeção prévia e as doentes referem uma história de DIP. Outra consequência conhecida por todos os ginecologistas é a dor pélvica crónica, definida como uma dor que dura 6 meses ou mais, frequentemente relacionada com o ciclo menstrual e mais pronunciada durante a ovulação e a fase lútea; a dispareunia é comum.

A proporção de doentes com dor pélvica crónica aumenta com o número de episódios de DIP e a maioria apresenta alterações morfológicas das trompas uterinas e dos ovários, relacionadas com a extensão das aderências pélvicas, uterinas e anexiais (Rigol, 2004). Os factores que são determinantes importantes no desenvolvimento da salpingite aguda foram agora claramente identificados; as raparigas adolescentes sexualmente activas têm um risco três vezes maior de desenvolver doença inflamatória pélvica do que as mulheres sexualmente activas entre os 25 e os 29 anos de idade. As raparigas adolescentes são mais susceptíveis de desenvolver salpingite aguda porque o epitélio colunar endocervical se estende para além do endocérvix (chamado ectopia cervical), o que produz uma grande área coberta por epitélio colunar e escamocolunar que é mais suscetível a infecções por Chlamydia trachomatis. A C. trachomatis não parece desenvolver-se nas células escamosas do exocérvix e da vagina. Também foi claramente identificado que as mulheres que têm muitos parceiros sexuais correm um risco acrescido de desenvolver Salpingite Aguda (Pérez, 2007).

A Medicina Bioenergética e Natural, também designada por Medicina Tradicional e Natural (MTN), conhecida internacionalmente como alternativa, energética e naturalista ou complementar, faz parte do património cultural universal, ou seja, conceitos e práticas que foram herdados de geração em geração. O seu desenvolvimento não se limitou à acumulação de conhecimentos derivados da prática, mas também à conceção de um corpo teórico completo, sobre a arte de curar, integrado nos sistemas de saúde modernos (Diaz, Lezcanol, Molerio, Hernández, 2001) (Coletivo de autores, 2009).

A Medicina Natural e Bioenergética é um ramo da ciência que se baseia na utilização das maravilhas da natureza e da energia do corpo para aliviar as doenças do paciente. Inclui um conjunto de métodos não convencionais, alguns deles desenvolvidos recentemente a partir de técnicas antigas, com o objetivo de restaurar e manter o funcionamento harmonioso do organismo humano (Acosta, García, Menéndez, Estrada, 2000).

Do ponto de vista médico, devemos utilizar corretamente o estilo de vida no tratamento dos doentes e, quando nos deparamos com um doente, devemos olhar para ele como um todo e não apenas para a doença que o levou à consulta. Para manter uma saúde física e mental correcta, deve existir um equilíbrio biológico. Quando este equilíbrio é quebrado, surge a doença. Na medicina tradicional chinesa, esse equilíbrio é chamado de Yin e Yang, ou seja, negativo e positivo, respetivamente, e na medicina natural é um equilíbrio biopsicossocial.A saúde e a doença são temas de grande interesse universal, por isso é necessário trabalhar nos níveis de prevenção, tratamento e reabilitação que são possíveis com a terapêutica escolhida, que também possibilita as acções: analgésica, sedativa e psicológica, imunodefensiva e homeostática (Coletivo de autores, 2009). O Thesaurus da US National Library of Medicine refere que as terapias são consideradas complementares quando utilizadas para além dos tratamentos convencionais, e alternativas quando utilizadas em vez do tratamento convencional. O National Center for Complementary and Alternative Medicine (NCCAM) dos Estados Unidos reconhece 7 grandes áreas de conhecimento no domínio da medicina tradicional. São elas:

Acupunctura, a prática de estimular diferentes pontos do corpo (normalmente com agulhas) para curar; medicina oriental tradicional, que trata do diagnóstico de perturbações energéticas no corpo; e homeopatia, que trata problemas de saúde com substâncias muito diluídas.

ro Fitoterapia ou medicina herbácea, que inclui a utilização de uma vasta gama de plantas utilizadas como medicamentos ou na alimentação.

Tratamento manual que trata problemas médicos através da manipulação e do realinhamento de várias partes do corpo. Talvez o método mais conhecido seja a quiroprática, que se centra no sistema nervoso e no realinhamento da coluna vertebral. Outras formas de cura manual incluem: massagem; medicina osteopática, que utiliza a manipulação para além da medicina tradicional e do tratamento cirúrgico; e cura por contacto, em que os profissionais colocam as mãos sobre ou perto do doente para dirigir a energia para a parte doente do seu corpo.

ro Uma dieta que tem por objetivo introduzir alterações na alimentação ou no estilo de vida de uma pessoa. Muitas pessoas tomam nutrientes suplementares se a sua dieta habitual não contiver vitaminas ou minerais suficientes, e as pessoas com doenças crónicas, como doenças cardíacas ou diabetes, alteram frequentemente a sua dieta ou hábitos para manter o problema sob controlo. Esta é uma das formas mais úteis de cuidados alternativos, porque a mudança de hábitos e de dieta não só ajuda a tratar numerosas doenças, como também as pode prevenir. Esta parte da medicina alternativa é amplamente aceite pelos médicos ocidentais.

Controlo da mente e do corpo, que se centra no papel da mente nas perturbações que afectam o corpo. A hipnose, um tipo de sono consciente, pode ajudar algumas pessoas a lidar com as dependências, a dor ou a ansiedade, enquanto tratamentos como a psicoterapia, a meditação e o ioga são utilizados para o relaxamento.

Os medicamentos e as vacinas que ainda não foram aceites pela medicina tradicional são também considerados alternativas. O bioelectromagnetismo, uma área de estudo emergente que se centra na determinação da forma como as alterações nos campos electromagnéticos do corpo podem afetar a saúde, baseia-se na ideia de que as correntes eléctricas em todos os organismos vivos produzem campos magnéticos que se estendem para além do corpo.

A medicina tradicional no nosso país foi-nos trazida no século XV pelos espanhóis e mais tarde pelos africanos, chineses e outras culturas, mas desenvolveu principalmente o uso de plantas medicinais, onde se destacou o ilustre Dr. Juan Tomas Roig y Mesa, farmacêutico. Há antecedentes verbais da prática da medicina tradicional chinesa na cidade de Cárdenas, na província de Matanzas, onde trabalhou o Dr. ChamBomBian, cujos êxitos foram notáveis na década anterior ao final do século XIX, especialmente na prescrição de plantas medicinais. O seu trabalho deu origem à célebre frase: "nem um médico chinês o pode salvar", com a qual enaltecia a elevada qualificação do médico asiático. No entanto, só em 1980 é que o MINSAP estabeleceu um plano para o desenvolvimento da Bioenergética e da Medicina Natural, embora em 1991, o Comandante-em-Chefe tenha decidido iniciar um programa de plantas medicinais conhecidas no país, tomando como experiência o regresso ao uso da Medicina Natural que se está a verificar com cada vez mais força nos países do mundo industrializado. Estas orientações foram incluídas num programa de plantas medicinais que fez parte da preparação de guerra de todo o povo, tendo sido implementada a Diretiva 26/95 pelo Ministro das FAR, para a sua execução não só incluindo o Sistema Nacional de Saúde mas também outros organismos e organizações, mais tarde substituída pelo Acordo 4282 do Conselho de Estado. Foi criado o Grupo Nacional de Termalismo com um carácter multidisciplinar que incluía profissionais médicos, engenheiros, geógrafos, arquitectos e licenciados em diferentes especialidades.

A partir desse momento, o Sistema Nacional de Saúde de Cuba desenvolveu uma política para ampliar o conhecimento e a utilização da MTN em estreita colaboração com as FAR, o MININT, a Academia Cubana de Ciências e outras organizações. No nosso país, a Medicina Tradicional e Natural é utilizada desde a chegada dos chineses a Cuba, e as experiências são conhecidas desde a guerra dos Mambises. Com o triunfo da Revolução, esta atividade deslanchou.

Existem razões suficientes para desenvolver a Medicina Tradicional e Natural, devido ao binómio saúde-doença integral, à relação médico-doente, ao enriquecimento dos recursos terapêuticos, à redução das reacções adversas e ao menor custo da sua utilização (Hernández, Díaz, 2010).

Em Cuba, a Medicina Natural e Tradicional (MNT) não é utilizada como um procedimento adicional ou alternativo; pelo contrário, é considerada uma verdadeira disciplina científica que pode ser aplicada por médicos ou enfermeiros, uma vez que é relativamente fácil de aprender.

O Ministério da Saúde Pública de Cuba lançou as principais bases de ação para melhorar os níveis de saúde da população cubana até ao ano 2000. Neste plano de objectivos elaborado a partir de 1992, as orientações gerais incluem também a necessidade de estabelecer um programa para a introdução acelerada no país dos principais elementos da medicina alternativa, nomeadamente a utilização de plantas medicinais, a acupunctura, bem como os recursos naturais, as águas mineromedicinais e a lama (Hernández, Díaz, 2010). A Medicina Natural e Tradicional presta atualmente um serviço de elevado valor social em Cuba, e é concebida como a incorporação de conhecimentos tradicionais de outros povos e a utilização de recursos naturais em benefício da saúde. As novas experiências que estão a surgir classificam-na como uma especialidade com um perfil amplo.

CAPÍTULO II
CONCEPÇÃO METODOLÓGICA DO ESTUDO

OBJECTIVO GERAL

Avaliar o tratamento com catgut na doença inflamatória pélvica crónica.

OBJECTIVOS ESPECÍFICOS

1. Caracterizar as mulheres com processos inflamatórios pélvicos crónicos de acordo com as variáveis sócio-demográficas.
2. Determinar a resposta ao tratamento com catgut em mulheres com processos inflamatórios pélvicos crónicos.
3. Identificar reacções adversas no decurso do tratamento.

CONCEPÇÃO METODOLÓGICA

Foi realizado um estudo prospetivo descritivo longitudinal na Região Militar de Guantánamo, com o objetivo de avaliar a resposta ao tratamento com catgut-terapia para a Doença Inflamatória Pélvica Crónica no período de janeiro a dezembro de 2023. A investigação cumpriu as disposições da declaração de Helsínquia, última versão correspondente à Assembleia de Edimburgo, Escócia, outubro de 2000. Foi também regido pelos regulamentos estatais em vigor na República de Cuba para a realização de estudos biológicos. Este estudo foi realizado de acordo com os princípios da ética médica e da bioética e com as convenções internacionais para evitar danos; foi mantida a confidencialidade dos dados recolhidos e a sua utilização exclusiva para fins científicos. De acordo com os critérios de ética médica, foram explicados os objectivos e a importância da investigação a cada um dos pacientes incluídos no estudo, tendo sido solicitado o seu consentimento informado (anexo 1), onde ficou registada a sua vontade de participar e de abandonar o estudo se assim o desejassem, e foi feita uma coordenação prévia com o chefe da unidade militar, secção política, quadros, organização e pessoal e serviços médicos (anexo 2).

O universo do estudo era constituído por 90 mulheres e a amostra era constituída apenas por 42 mulheres seleccionadas por amostragem aleatória simples, que cumpriam os critérios de inclusão e aceitaram participar na investigação.

Critérios de inclusão

Mulheres com CIPD não tratada ou com mais de 5 dias sem tratamento tópico ou sistémico específico.

ro Concordar em participar (Anexo 1).

ro Para ser incluído na Região Militar de Guantanamo.

Critérios de exclusão.

ro Abandono voluntário.

ro Doentes afectados por doenças sistémicas crónicas descompensadas.

❖ Critério de saída.

ro Mudança para outra Região Militar. ro Decisão de abandonar a investigação. ro Progressão da doença.

ro Infeção sobreposta.

ro Que ele morra.

Avaliado por um especialista em ginecologia de primeiro grau, o exame clínico e físico foi considerado para o diagnóstico e definição das pacientes a serem incluídas no estudo.

O programa de tratamento consistiu em 21 dias de inserção de catgut, até um total de 5 sessões, com uma duração total de 15 semanas nos seguintes pontos de acupunctura:

► **Estômago 36 (ZUSANLI)**: Localizado na região crural anterior, 3 cun abaixo do ponto DUBI (E-35), um palmo lateral à borda anterior da tíbia.

Nota: O ponto

ZUSANLI é o ponto HE-MAR, o ponto BEN-STATION e o ponto que representa o Movimento TERRA do canal do Estômago. É indicado no nosso estudo como u m ponto que tonifica o Qi (energia) geral.

► **Vasoconcepção 4 (GUANYUAN ou XIADANTIAN ou XIAJI)**: Localiza-se na região hipogástrica, na linha média anterior, 3 cun abaixo do ponto SHENQUE (REN-8, no centro do umbigo) ou 2 cun acima do ponto QUGU (REN-2). Pode aquecer e reforçar a energia original do Sanyijiao inferior e serve também para reforçar o baço e eliminar a humidade. Ponto de tonificação geral. A estimulação frequente deste ponto é útil para reforçar a saúde e a resistência e para eliminar factores patogénicos·

Nota: Este ponto é o ponto MU do canal do intestino delgado. É também o ponto GUANYUAN é um ponto JIAO HUI XUE (Encontro) onde se encontram os canais Renmai, Baço, Fígado e Rim. Devido à relação fisiopatológica que estes canais têm com a patologia em estudo, considerámos incluí-lo na seleção de pontos para o nosso esquema de tratamento.

► **Vasoconcepção 6 (QIHAI)**: Situado na região hipogástrica, na linha média anterior, 1,5 cun abaixo do ponto SHENQUE (REN-8, centro do umbigo). Para regular a circulação da energia do meridiano Vc e do rim, para eliminar a humidade. É considerado um ponto de reserva de yang (Qi) e um ponto de recolha da energia dos rins. Tonifica o circuito energético.

► **Baço 6 (SANYINJIAO)**: Localiza-se na região crural posterior, na face do baço. posteromedial, 3 cun acima do centro da proeminência do maléolo medial, na borda posteromedial da tíbia (Bilateral: 4 dedos percorrem 3 cun acima da ponta do maléolo interno, atrás do bordo interno da tíbia, sobre a massa muscular).

É o ponto de confluência dos 3 meridianos yin do pé que servem para fortalecer o baço, eliminar a humidade e regular as funções do fígado e dos rins. Ponto homeostático recomendado para as perturbações geniturinárias de ambos os sexos; perturbações menstruais, perturbações da esfera sexual, dores pélvicas crónicas, polaquiúria, depressão, esgotamento físico e mental. Ponto de dispersão, dispersa o sangue e a energia (Xue e Qi), para que ambos circulem em equilíbrio; harmoniza a discordância entre Xue e Qi dos meridianos yin.

Nota: O ponto SANYINJIAO é o ponto GUAN ou GRUPO LUO no qual os três

O YIN das pernas canaliza o Fígado, o Baço e o Rim.

► **Fígado 2 (XINGJIAN):** Situa-se no dorso do pé, na depressão anterior à primeira articulação metatarsofalângica, a 0,5 cun atrás do bordo interdigital dos dois primeiros dedos. **Nota**: Este é o ponto YING-MANTIAL, o ponto BEN DE.
DISPERSÃO e o ponto que representa o movimento de FOGO do canal do Fígado.

► **Estômago 40 (FENGLONG): Localiza-se** sobre a região crural anterior, 8 cun abaixo do **estômago. a** partir do ponto DUBI (E-35), na borda lateral do músculo tibial anterior. **Nota:** O ponto FENGLONG é o ponto LUO-LINK do canal do Estômago. Também conhecido como ponto de PASSAGEM, liga os canais do Estômago e do Baço.

Foram utilizados trocartes de punção lombar n.º 18 e 20, cuja ponta é ligeiramente afunilada (alargando assim o bisel), achatando a extremidade da parte anterior da agulha, que é ligeiramente mais comprida do que o tubo da agulha, e foi selecionada uma linha Catgut cromada para uso médico n.º 0,3 e 0,4.

De acordo com o que utilizámos, o fio de Catgut foi cortado em pequenos pedaços que variavam entre 0,5 e 1 cm de comprimento. Com um "X" que marcámos com a pressão da unha da mão com esterilização prévia da pele local, o fio foi colocado na cavidade da agulha na sua parte anterior, e a agulha foi rapidamente introduzida na pele até 1,5 cm de profundidade. A agulha não deve ser deixada no tecido adiposo, uma vez que é mais difícil de absorver, o trocarte foi ligeiramente puxado para trás (0,5 cm) e a própria agulha foi empurrada para dentro do trocarte para empurrar o Catgut para fora do tubo do trocarte, implantando assim o fio Catgut no tecido.

Com a agulha retirada cerca de 1 cm abaixo da pele, a fibra de Catgut foi completamente empurrada para fora do trocarte e a agulha foi retirada. Em caso de hemorragia, foi aplicada pressão durante algum tempo com algodão ou compressa esterilizados. Foram efectuados ciclos de 21 dias para cada implante. A implantação foi efectuada em 5 sessões.

Os pacientes foram submetidos a uma primeira consulta de acompanhamento na segunda sessão após o início do tratamento e a uma consulta de acompanhamento no final do tratamento (semana 5), na qual foi avaliada a evolução:

Bom: quando mais de 90 % dos sintomas desapareceram.

Regular: quando entre 60 e 89 % desapareceram.

Fraco: quando a resolução dos sintomas foi inferior a 59%.

As reacções adversas foram classificadas de acordo com o grau de intensidade, segundo a classificação convencional:

1. Ligeira: quando a reação adversa não interfere significativamente com o funcionamento normal do sujeito.

ro Este pode ser um acontecimento transitório.

Pode tratar-se de um evento não tratável.

2. Moderado: quando a reação adversa provoca uma perturbação do funcionamento normal do sujeito, sem constituir um risco para a saúde, pode ser um acontecimento que requer tratamento e que dá lugar a tratamento.

3. Grave: quando a reação adversa provoca uma perturbação significativa do funcionamento normal do sujeito, da sua função ou da estrutura dos seus órgãos, sem pôr em risco a sua vida.

Pode tratar-se de um acontecimento de menor significado clínico que prolonga o que está presente na sua forma mais grave.

ro Pode ser um acontecimento que requer tratamento e que não cede ao tratamento.

ro Pode tratar-se de um acontecimento que implique a interrupção temporária do tratamento.

4. Grave: um acontecimento adverso que conduz à morte ou à redução da esperança de vida do sujeito.

Pode levar à interrupção definitiva do tratamento.

ro Pode ser um acontecimento que exija uma intervenção médica ou cirúrgica de emergência para eliminar ou impedir a deterioração da função ou a lesão permanente de uma estrutura orgânica.

Uma reação adversa grave é qualquer ocorrência médica indesejável em qualquer dose e para além das acima referidas:

ro Requer hospitalização ou prolongamento de uma hospitalização existente.

Resulta numa incapacidade, deficiência ou invalidez significativa ou persistente, em que a deficiência é definida como qualquer interrupção substancial da capacidade de desempenhar funções vitais.

ro Produz um defeito de nascença ou uma anomalia congénita.

Não inclui uma reação adversa que, se ocorresse de forma mais grave, poderia ter causado a morte.

5. Reação adversa inesperada: uma reação adversa inesperada é uma reação cuja gravidade é inconsistente com a informação sobre o produto até agora disponível (informação contida no folheto informativo ou na bula de um produto aprovado e contida na brochura ou n o protocolo do investigador).

Exemplo:

ro Reação adversa não descrita anteriormente.

ro Reação adversa previamente descrita na literatura disponível, mas que ocorre com maior frequência, maior gravidade ou progressão patológica, ou uma descrição mais precisa.

TÉCNICAS E PROCEDIMENTOS:

Obtenção da informação: Foi realizada uma revisão bibliográfica exaustiva, de acordo com o tema escolhido e em função dos objectivos propostos, na Biblioteca Provincial, na biblioteca do Hospital Geral de Guantánamo, na biblioteca da Universidade de Ciências Médicas de Santiago e Guantánamo, entre outras. Além disso, utilizando novas técnicas de obtenção de informação, foram efectuadas pesquisas em bibliotecas médicas virtuais no nosso país e no estrangeiro. A informação e a investigação foram recolhidas através de consultas efectuadas pelos autores.

Tratamento e análise da informação: Foi processada num computador Pentium V, utilizando tabelas simples e de associação de dupla entrada, tabelas de distribuição e frequência, bem como gráficos utilizados como unidade de síntese, números até à décima casa decimal e percentagens em correspondência ao total da população atendida com o diagnóstico em estudo. A fonte de todas as tabelas utilizadas foi a consulta e a história clínica, pelo método de análise e síntese, indução e dedução, histórico e lógico na sua variante descritiva.

CAPÍTULO III

ANÁLISE E DISCUSSÃO DOS RESULTADOS

ANÁLISE E DISCUSSÃO DOS RESULTADOS

Independentemente do empirismo que caracterizou a nossa prática nos seus primórdios, os resultados alcançados demonstraram as amplas possibilidades de melhorar a qualidade de vida das nossas mulheres da tropa, apesar de se tratar de uma investigação que não atinge uma aplicação plena e absoluta da medicina tradicional, pois não tivemos em conta aspectos essenciais como o diagnóstico tradicional chinês em cada paciente selecionada; como guia das acções terapêuticas, em função do restabelecimento do equilíbrio energético das pacientes; objetivo implícito a atingir numa segunda fase deste trabalho. Como poderão analisar, em todos os casos dirigimos a nossa terapêutica para tratamentos com técnicas que actuam a partir do exterior. No entanto, os resultados obtidos são positivos.É importante referir que a insuficiência da literatura disponível sobre este tema impossibilitou-nos de discutir e comparar os nossos resultados com os de outros autores; No entanto, o nosso raciocínio sobre a dor, a leucorreia e os sintomas associados, sintetizados na evolução clínica e na resposta ao tratamento, permite-nos afirmar que a ação sustentada do cromo catgut sobre os pontos biologicamente activos regula não só o equilíbrio bioenergético (yin-yan) do organismo, mas também a energia (Qi), o sangue (Xue), os fluidos corporais (jin ye) e os meridianos lesados, cumprindo assim a regra de ouro da terapêutica acupunctura: Tratar o meridiano afetado (Vc), um meridiano de circulação próximo (Bp) e um ponto à distância (E 36 e E 40).

Tabela 1: Relação entre o grupo etário e o estado civil de doentes com doença inflamatória pélvica crónica. Implante de catgut em doentes com doença inflamatória pélvica crónica.

Grupos etários (anos)	Estado civil									
	Solteiros		Casado		Campanhas		Viúvas		Total	
	Não	%	Não	%	Não	%	Não	%	Não	%
20- 24	9	21.4	0	0	2	4.8	0	0	11	26.2
25-29	3	7.1	5	12.0	7	16.6	0	0	15	35.8
30-34	0	0	1	2.4	3	7.1	0	0	4	9.5
35-39	1	2.4	2	4.8	4	9.5	0	0	7	16.6
40-44	0	0	1	2.4	3	7.1	0	0	4	9.5
45-49	0	0	0	0	1	2.4	0	0	1	2.4
Total	13	30.9	9	21.6	20	47.5	0	0	42	100

Como se pode observar na tabela 1, predominam as mulheres com idades compreendidas entre os 25 e os 29 anos, com 15 doentes (35,8 %), seguidas de 11 mulheres com idades compreendidas entre os 20 e os 24 anos (26,2 %), depois 7 mulheres (25,8 %), seguidas de 11 mulheres com idades compreendidas entre os 20 e os 24 anos (26,2 %), com idades compreendidas entre os 35 e os 39 anos (16,6 %), seguidas dos grupos etários dos 30 aos 34 e dos 40 aos 44 anos, com 4 mulheres (9,5 %) e 4 mulheres (9,5 %). Em termos de idade, a população estudada era composta por 4 mulheres (9,5%) e apenas 1 mulher com 45-49 anos, representando 2,4% da população total do estudo. Relativamente ao estado civil, 20 mulheres (47,5%) eram casadas, seguidas de 13 solteiras (30,9%), depois 9 casadas (21,6%), não tendo sido encontradas viúvas no nosso estudo.Em termos de estado civil, prevaleceram as solteiras com 13 (30,9%), das quais 9 doentes com idades compreendidas entre os 20 e os 24 anos (21,4%), depois 3 mulheres com idades compreendidas entre os 25 e os 29 anos (7,1%), seguindo-se o grupo etário dos 35 aos 39 anos com apenas 1 mulher (2,4%) da população total. Das mulheres casadas, 5 tinham idades compreendidas entre os 25 e os 29 anos (12,0%), 2 tinham idades compreendidas entre os 35 e os 39 anos (4,8%), seguindo-se os grupos etários dos 30 aos 34 e dos 40 aos 44 anos com 1 mulher cada (2,4% do total). A mulher acompanhada foi o estado civil com maior número de doentes, com um total de 20 mulheres, no grupo etário dos 25-29 anos com 7 mulheres (16,6 % do total). A população total do estudo foi de 20 mulheres, na faixa etária dos 25-29 anos com 7 mulheres (16,6 % do total), 4 mulheres na faixa etária dos 35-39 anos (9,5 %), 3 mulheres nas faixas etárias dos 30-34 anos e 40-44 anos, representando 7,1 % da população total do estudo, seguidas de 2 e 1 mulheres na faixa etária dos 20-24 anos e 45-49 anos, com 4,8 e 2,4 %, respetivamente. De acordo com Reyes A, Castro J, Martínez G, no seu estudo: "Tratamiento de las algias pélvicas con acupuntura" (Tratamento das dores pélvicas com acupuntura), as idades em que a dor pélvica se manifestou com maior frequência foram as compreendidas entre os 15 e os 25 e os 26 e os 35 anos, com 27,28 e 32,29 % respetivamente, faixas etárias que correspondem ao período estrogénico mais pleno e à maior atividade sexual da mulher, coincidentemente o nosso estudo obteve resultados semelhantes.Outros autores, como o dr. Outros autores, como o Dr. Jorge Peláez Mendoza, no seu estudo "EIP y adolescencia", afirmam que esta entidade pode aparecer em qualquer momento da vida reprodutiva da mulher, mas o risco de aparecer durante a adolescência é muito maior; admite-se que nas mulheres com menos de 20 anos o risco é 3 vezes maior do que no grupo etário dos 25-29 anos, considerando a EIP como a infeção grave mais frequente nas mulheres entre os 16 e os 25 anos.Em revisões, também verificámos que autores como o Dr. Juan Pablo Alvarado Forero, Professor de Ginecologia e Obstetrícia na Universidade de Cauca, e o Dr. José Enrique Chaguendo García, Professor de Ginecologia e Obstetrícia da Universidade de Cauca, afirmam que, na Colômbia, as doenças sexualmente transmissíveis, isoladas ou com sequelas de IDCPs, são uma das principais causas de consultas ginecológicas e estão entre as dez primeiras causas de morbilidade na população economicamente ativa. É a principal causa de dor abdominal inferior aguda. Estima-se que ocorram 3 a 9 casos por 1000 mulheres com idades compreendidas entre os 15 e os 44 anos e 12 a 18 casos por 1000 mulheres com idades compreendidas entre os 15 e os 24 anos por ano. No seu estudo "Utility of Acupunctural Therapy in Patients with Pelvic Inflammation", Berna Benita Pérez Sánchez afirma que nos Estados Unidos da América se estima que todos os anos mais de um milhão de mulheres sejam tratadas por salpingite aguda (SA). A incidência é maior em adolescentes e mulheres com menos de 25 anos. Esta doença e as suas complicações são a causa de mais de 2,5 milhões de consultas e de mais de 150 000 intervenções cirúrgicas por ano.

18-20 em cada 1000 mulheres com idades compreendidas entre os 15 e os 24 anos contraem salpingite todos os anos, sendo a HS a causa de 5-20% das hospitalizações nos serviços de ginecologia nos EUA. Oito a 20 % das mulheres não tratadas com infeção endocervical por Neisseria gonorrhoeae ou Chlamydia trachomatis desenvolvem salpingite aguda; mais de 25 % das doentes com salpingite aguda têm menos de 25 anos de idade e 75 % são nulíparas. A salpingite aguda é responsável por cerca de 20% dos casos de infertilidade (Perez, 2007). Simultaneamente, o nosso estudo concorda com estes resultados, uma vez que mostra o maior número de 15 a 11 mulheres com idades compreendidas entre os 25 e os 29 anos e entre os 20 e os 24 anos, representando 35,7% e 26,2%, respetivamente, da amostra recolhida. O valor mais baixo foi de 1 mulher com idade entre os 45-49 anos, representando 35,7% e 26,2% respetivamente da amostra recolhida.2,4 % da população em estudo, considerando que a DIP é mais frequente em mulheres jovens. Na nossa opinião como autores confirmamos com o nosso trabalho que a Doença Inflamatória Pélvica (DIP) é uma doença frequente em mulheres jovens entre os 20 e os 30 anos, as adolescentes sexualmente activas são mais susceptíveis de desenvolver esta patologia, como factores de risco temos a história de episódios anteriores de Doença Inflamatória Pélvica, ou doença sexualmente transmissível (DST), inserção recente de Dispositivo Intra Uterino, parceiro sexual com uretrite ou doença sexualmente transmissível assintomática.

Tabela 2: Relação entre os grupos etários e a escolaridade das doentes com doença inflamatória pélvica crónica

Grupos etários (anos)	Escolaridade									
	Primário		Secundário		Bacharelato		Universidade		Total	
	Não	%	Não	%	Não	%	Não	%	Não	%
20- 24	0	0	0	0	9	21.4	2	4.8	11	26.2
25-29	0	0	0	0	5	12.0	10	23.8	15	35.8
30-34	0	0	0	0	1	2.4	3	7.1	4	9.5
35-39	0	0	0	0	0	0	7	16.6	7	16.6
40-44	0	0	0	0	0	0	4	9.5	4	9.5
45-49	0	0	0	0	0	0	1	2.4	1	2.4
Total	0	0	0	0	15	35.8	27	64.2	42	100

Ao analisarmos a tabela 2 para discussão, podemos verificar que predominam as mulheres com idades compreendidas entre os 25 e os 29 anos com 15 doentes (35,7%), seguidas de 11 mulheres com idades compreendidas entre os 20 e os 24 anos (26,2%), depois 7 mulheres com idades compreendidas entre os 35 e os 39 anos (16,6%), seguidas de mulheres com idades compreendidas entre os 30 e os 39 anos (16.6%).34 e 40-44 anos com 4 mulheres (9,5%), apenas 1 senhora com 45-49 anos representando 2,4% da população total do estudo.Em termos de nível de escolaridade, 27 mulheres (64,2%) eram licenciadas, seguidas de 15 mulheres com bacharelato (35,8%). Entre os estudantes universitários, 10 mulheres (23,8 %) tinham entre 25 e 29 anos, seguidas de 9 mulheres entre 20 e 24 anos (21,4 %) com bacharelado, depois 7 estudantes universitários (16,6 %) na faixa etária de 35 a 39 anos, 5 na faixa etária de 25 a 29 anos (12,0 %), 4 estudantes universitários (9,5 %) na faixa etária de 40 a 44 anos, 3 estudantes universitários na faixa etária de 30 a 40 anos (9.5 %), 3 mulheres na faixa etária de 30 a 40 anos (9,5 %), 3 mulheres com um diploma de bacharel na faixa etária de 25 a 29 anos (12,0 %), 4 estudantes universitários na faixa etária de 35 a 39 anos (9,5 %) e 3 mulheres na faixa etária de 30 a 40 anos (9,5 %).34 anos (7,1 %), 2 estudantes universitários com idades entre 20 e 24 anos (4,8 %) e 1 de cada uma das faixas etárias de 30 a 34 e 45 a 49 anos (2,4 %) do ensino secundário e universitário, respetivamente.No caso do ICPS, os resultados do inquérito foram analisados e comparados com os acima descritos, a fim de conhecer o comportamento do ICPS em relação à variável escolaridade, podemos dizer que os estudantes universitários se destacaram com 27 mulheres (64.2 %) do total da população em estudo, o que nos permitiu perceber que o nível de escolaridade não influencia o sofrimento de DIPC e que todas as mulheres, independentemente da sua escolaridade, estão expostas a sofrer de DIPC.Na nossa opinião enquanto autores, consideramos que nenhuma mulher em idade fértil, jovem e sexualmente ativa está livre de sofrer de DIPC, pois o nível cultural e educacional não nos salva de sofrer episódios desta entidade.

Tabela 3: Sintomas presentes em doentes com doença inflamatória pélvica crónica.

SintomasInício do TTOFim do TTO

	NÃO.	%	NÃO.	%
Dor abdominal inferior	42	100	13	31,1
Leucorreia	11	26,9	6	14,3
Febre	-	-	-	-
Dispareunia	38	90,4	6	14,3
Sintomas gastrointestinais	-	-	-	-

Ao examinarmos os resultados apresentados nesta tabela para análise e discussão, podemos observar que são mostrados os principais sintomas presentes nas pacientes no início e no final do tratamento. Verificamos que inicialmente predominava a dor abdominal baixa nas 42 mulheres em questão (100 %), seguida de 38 mulheres (90,4 %) com dispareunia, apenas 11 apresentavam leucorréia (26,9 %), e nenhuma apresentava febre ou sintomas gastrointestinais.Ao final do tratamento 13 pacientes permaneciam com dor abdominal baixa, representando 31,1%, 6 com leucorréia e dispareunia (14.3%), sintomas que, apesar de não serem mensuráveis na tabela do ponto de vista qualitativo, estavam claramente presentes, mas sofreram alterações na intensidade e frequência da sua ocorrência; estavam também relacionados com os resultados alcançados na resposta ao tratamento.O coletivo de autores mexicanos no seu estudo "Diagnosis and treatment of PID in sexually active women over 14 years of age" referem que num estudo de coorte foi demonstrado que os sintomas mais comuns eram:

ro Dores abdominais em 90%.

ro Leucorreia para 70%.

ro Hemorragia irregular em 40%.

ro 30 % das doentes tinham antecedentes de Dispositivo Intra Uterino (DIU) (Coletivo de Autores, 2009).

Na Revista Cubana de Obstetricia y Ginecología de 2010, os médicos Daisy Hernández Durán e Orlando Díaz Mitjans referem no seu artigo que a doença inflamatória pélvica pode apresentar os seguintes sintomas

Dor no baixo ventre (incluindo dor anexial, dispareunia). É o sintoma mais frequente

95 % dos casos são frequentes.

Aumento do corrimento vaginal, 74% corrimento anormal.

ro Hemorragia anormal (intermenstrual, pós-coital) em 45%.

ro Sintomas urinários em 35%.

ro Vómitos em 14 %.

Defendem também que a ausência de sintomas é possível (Hernández, Díaz Mitjans 2010).

A DIP apresenta-se frequentemente com poucos ou nenhuns sinais ou sintomas. A dor é o sintoma mais frequente, de intensidade variável em função da extensão e da gravidade do processo; aumenta com as mudanças de posição e com a deambulação, torna-se intolerável quando a DIP se estende ao peritoneu e obriga o doente a permanecer deitado.

A febre pode atingir 39 ou 40 ºC e é acompanhada de arrepios. A leucorreia precede frequentemente o início da dor pélvica em 10 a 20 dias. Aproximadamente ¾ de todas as mulheres referem um aumento do corrimento vaginal. Os sintomas gastrointestinais são raros na DIP ligeira a moderada (Rigol, 2004). Na opinião dos autores, acreditamos com o nosso trabalho que a Doença Inflamatória Pélvica (DIP) é uma entidade em que é comum as mulheres jovens desenvolverem esta patologia com frequência, relatando aos médicos das unidades militares uma história de episódios prévios de Doença Inflamatória Pélvica ou inserção recente de Dispositivo Intra Uterino acompanhada de dor abdominal inferior em quase 100% delas, relacionada com leucorreia e dispareunia entre outros sintomas. Portanto, concordamos com os critérios originalmente estabelecidos pelos autores citados acima.

Tabela 4: Avaliação da resposta ao tratamento em doentes com doença inflamatória pélvica crónica.

Grupos etários (anos)	RESPOSTA AO TRATAMENTO						TOTAL	
	BOM		REGULAR		MALA			
	Não.	%	Não.	%	Não.	%	Não.	%
20- 24	8	19.0	2	4.8	1	2.4	11	26.2
25-29	7	16.6	5	12.0	3	7.1	15	35.8
30-34	3	7.1	1	2.4	-	-	4	9.5
35-39	3	7.1	3	7.1	1	2.4	7	16.6
40-44	2	4.8	1	2.4	1	2.4	4	9.5
45-49	-	-	1	2.4	-	-	1	2.4
Total	23	54.6	13	31.1	6	14.3	42	100

Ao examinarmos os resultados expostos na presente tabela para análise e discussão, podemos aferir que as mulheres com idades compreendidas entre os 25 e os 29 anos predominam com 15 doentes (35,8 %).%), seguidas de 11 mulheres com idades compreendidas entre os 20 e os 24 anos (26,2 %), depois 7 mulheres com idades compreendidas entre os 35 e os 39 anos (16,6 %), seguidas dos grupos etários 30-34 e 40-44 anos com 4 mulheres (9,5 %), apenas 1 mulher com idades compreendidas entre os 45 e os 49 anos representando 2,4 % da população total em estudo.

RESPOSTAS AO TRATAMENTO

Ótimo:

O grupo etário dos 20 aos 24 anos predominou com 8 mulheres (19,0 %), seguido do grupo etário dos 25 aos 29 anos com 7 mulheres (19,0 %), seguido do grupo etário dos 25 aos 29 anos com 7 mulheres (19,0 %). mulheres (16,6 %), depois os grupos etários 30-34 e 35-39 com 3 mulheres (7,1 %), seguido do grupo etário 40-44 com 2 mulheres (4,8 %).

Regular:

O grupo etário dos 25 aos 29 anos predominou com 5 mulheres (12,0 %), seguido dos 35 aos 39 anos com 3 mulheres (7,1 %), depois o grupo etário dos 20 aos 24 anos com 2 mulheres (4,8 %), seguido dos grupos etários dos 30 aos 34, 40 aos 44 e 45 aos 49 anos com 1 mulher (2,4 %).

Mala:

Na sua investigação "Semear Catgut em pontos de acupunctura como tratamento de miomas uterinos sintomáticos", os médicos Díaz M. e Berdión B. do Instituto Superior de Ciências Médicas, Faculdade de

Medicina Nº 1. Faculdade de Medicina Nº 1. Santiago de Cuba, verifica-se que, à medida que o tratamento com acupunctura foi sendo aplicado, as pacientes do grupo de estudo foram eliminando gradualmente o sintoma ou evoluíram favoravelmente em relação à intensidade da dor; no entanto, na sexta sessão terapêutica, mesmo 74,3% das que receberam medicação para melhorar o seu quadro clínico continuavam sintomáticas em maior ou menor grau.

Associada ao fibroma, a leucorreia estava presente em 31,4 e 25,7 % das pacientes do primeiro e segundo grupos, por esta ordem; na terceira sessão de tratamento, este sinal tinha sido erradicado em todas as pacientes tratadas com catgut, mas não em 11,4 % dos controlos; na sexta sessão de tratamento, estes últimos também estavam livres desta manifestação incómoda.

A hemorragia genital afectava 71,4 % das mulheres dos 2 grupos no início do tratamento, respetivamente; na sexta sessão, estava completamente controlada nas mulheres dos 2 grupos. O tratamento com a sementeira de catgut em pontos de acupunctura foi eficaz em pacientes com miomas uterinos sintomáticos, uma vez que as manifestações clínicas de dor, hemorragia, sangramento e dor ligeira desapareceram em 65,7% das pacientes com miomas sintomáticos. O tratamento realizado através da sementeira de catgut nos pontos de acupunctura foi eficaz em pacientes com miomas uterinos sintomáticos, uma vez que as manifestações clínicas constituídas por dor, hemorragia, leucorreia e outros sintomas associados desapareceram em quase todas elas (94,3 %), para além de se ter revelado comparativamente superior à terapia convencional. Na terceira sessão de tratamento, a maioria das integrantes do grupo de estudo tinha experimentado uma melhoria significativa dos sintomas e sinais da patologia e, na sexta sessão, mais de três quartos das tratadas com a técnica oriental estavam assintomáticas; nos controlos, pelo contrário, apenas 5,7 % dos controlos apresentaram uma melhoria total, predominando os que continuaram sem qualquer alteração do seu quadro clínico (Díaz, Berdión, 2000).Na opinião dos autores, consideramos que os nossos resultados abrem uma maior perspetiva em relação ao tratamento das mulheres que sofrem de DIPC, uma vez que a melhoria dos sintomas pode significar uma esperança para a possível recuperação destas pacientes e a sua incorporação nas tropas, pelo que consideramos que a medicina natural e tradicional, em particular a acupunctura com a sua variante: a sementeira de catgut, deve ser incorporada na terapêutica das afecções ginecológicas e a utilização deste procedimento deve generalizar-se.

Quadro 5: Reacções adversas ao tratamento em doentes com doença inflamatória pélvica crónica.

Reacções adversas	Sessões de tratamento										Total	
	1º		2.o		3ª		4.o		5ª			
	Não.	%	Não.	%	Não	%	Não	%	Não.	%	Não.	%
Ligeiro	5	12	3	7,1	1	2,4	-	-	-	-	9	21,4
Moderado	-	-	-	-	-	-	-	-	-	-	-	-
Grave	-	-	-	-	-	-	-	-	-	-	-	-
Sério	-	-	-	-	-	-	-	-	-	-	-	-
Reação adversos inesperados	-	-	-	-	-	-	-	-	-	-	-	-

A tabela 5, que mostra as reacções adversas associadas às sessões de tratamento em pacientes com doença inflamatória pélvica crónica, mostra que as reacções adversas presentes foram ligeiras, sendo dor e vermelhidão local ao nível dos instrumentos aplicados, num total de 9 mulheres (21,4 %), na primeira sessão de tratamento apenas 5 pacientes (12,0 %), e na segunda sessão apenas 5 pacientes (12,0 %) foram afectadas. Na segunda, 3 mulheres (7,1 %) e na terceira apenas 1 mulher (2,4 %). Apesar de não termos encontrado bibliografia para comparação, na nossa opinião de autor, consideramos que a terapia de acupunctura com catgut é favorável para as mulheres com patologias ginecológicas, uma vez que, como se pode verificar, evoluem favoravelmente em relação à intensidade dos sintomas, e as reacções adversas são mínimas, com uma evolução clínica favorável. Como se pode observar, quase todas as mulheres incluídas no grupo de estudo obtiveram uma melhoria total. Na primeira sessão, 5 mulheres foram descritas como tendo apenas No entanto, na quinta sessão de tratamento, não foram registados efeitos adversos e a maioria dos sintomas foi erradicada.

CONCLUSÕES

Na caraterização clínica epidemiológica, as faixas etárias predominantes foram as mulheres com idades compreendidas entre os 20-24 e os 25-29 anos, acompanhadas e com formação universitária. A maioria dos doentes evoluiu favoravelmente com a terapêutica aplicada; a implantação do catgut influenciou positivamente o alívio e desaparecimento de sintomas e outros desconfortos que tinham um impacto desfavorável no seu bem-estar e levou a uma redução da procura de serviços médicos devido à afetação da disposição combativa. Não se verificou um aumento das reacções adversas esperadas em geral e não foram identificados eventos graves e inesperados no decurso do tratamento.

RECOMENDAÇÕES

Generalizar esta modalidade terapêutica em todas as instituições dos Serviços Médicos das FAR, onde esta condição constitua um problema de saúde, propor um protocolo comum de investigação para a sua aplicação, a fim de implementar estratégias que facilitem o seu desenvolvimento.ro Continuar a aprofundar o desenho da investigação clínico-terapêutica nesta área e incluir o diagnóstico tradicional chinês como guia de acções terapêuticas, a fim de restaurar o equilíbrio energético dos pacientes.ro Avaliar o custo-benefício deste procedimento para a sua possível inclusão nas directrizes terapêuticas, devido à sua eficácia e, sobretudo, à baixa percentagem de reacções adversas.ro Em suma, estabelecer um Serviço de Medicina Tradicional que trabalhe em conjunto e em harmonia com a Medicina Ocidental, alcançando um elevado nível de bem-estar para os pacientes das nossas áreas de saúde.

REFERÊNCIAS

Acosta M., García R., Menéndez S., Estrada C. (2000). Aplicação do oleozon como medicina alternativa em enfermagem. Resultados terapêuticos e económicos. 3º Congresso Internacional sobre aplicações do ozono, Havana. Livro de resumos, 30,

Alvarado J, Chaguendo J (2008). Directrizes clínicas para o tratamento da doença inflamatória pélvica (DIP).

Álvarez TA (1989). Manual de acupuntura. Cidade de Havana: Editorial Ciencias Médicas.

Aplicações do ozono. Rev CENIC Cienc. Chem. (1989): 20 (1, 2, 3) 81.

Baracaldo N, Morell L e Baracaldo A. (2014). Tratamento da sepse vaginal com homeopatia.

Bocci V, Luzzy. Corradeschi F., Paulesu Ld., Stefan A. (1993) Estudos sobre os efeitos biológicos do ozono. Lymphokine cytokine ress: 12 - 121.

Bocci V. Ozonoterapia hoje. (1995) Proc. 12º Congresso Mundial de Ozono, Lille, França, Vol. Ozono em Medicina. 13 - 27.

Borjas D, Puig R. (2002). Elementos básicos de Medicina Bioenergética para estudantes de Ciências Médicas. Havana: Editorial Ciencias Médicas.

Coletivo de autores (2009) Diagnóstico e tratamento da doença inflamatória pélvica em mulheres sexualmente activas com mais de 14 anos de idade. México: Ministério da Saúde.

Coletivo de autores (2011). Metodologia para o trabalho de Medicina Natural e Tradicional.

Ministério da Saúde Pública. Havana.

Daniel R, Moya S. (1992) Dermatófitos isolados dos espaços interdigitais dos pés sem lesões clínicas. Rev cubana medmilit; 21(1):50.

Centro de Investigação do Ozono. (1996) Experiências de uma década de trabalho em Cuba: perspectivas. Cidade de Havana.

Diaz M., Lezcanol. Molerio J. e Hernández F. (2001). "Spectroscopic characterization of ozonides with biological activity", ozone sci. & eng., 23(1):35 - 40

Díaz M. Floirán e Berdión B. (2000) Semeadura de catgut em pontos de acupunctura como tratamento de miomas uterinos sintomáticos. Instituto Superior de Ciências Médicas. Faculdade de Medicina No. 1. Santiago de Cuba, Cuba. Aprovado: 12 de janeiro, (Citado: 2015 Jan 23).

Erice A I, Román L, Ulloa V, Peláez J, Juncal (2008). In: Álvarez R. Medicina Geral Integral.

Falcón I., Menéndez, S., Simón R. D. (2000) Solução para Epidermophytosis dos pés em membros das FAR. Rev. Cubana Med. Militar; 29 (2): 98-102.

Falcón I. Menéndez, S. Simón R. D. (2002). Eficácia do oleozon no tratamento da epidermofitose. Micoses, 45(8):329 - 333,

Gutiérrez-Ramos M. (2007) Doença inflamatória pélvica: etiopatogénese. Rev Per Gynecol Obstet [internet]. 53: 228-233.

Hernández D, Díaz O. (2010) Doença inflamatória pélvica. Rev. Cub Obstetrics and Gynaecology [internet]. 36(4): 613-631.

Hernández D, Díaz O. (2010) O uso do ozono na medicina. 2ª ed. rev. Hang pub:7-100.

Pérez B. (2007) Utility of acupuncture therapy in patients with pelvic inflammation Havana City.

MINFAR (2010). Guia de procedimentos terapêuticos da Medicina Natural e Tradicional nas FAR. Atenção Médica Básica. Ciudad de la Habana.

Morris, G. Menéndez, S. et al. Tratamento com ozono em ginecologia. Primeiro congresso ibero-latino-americano de aplicações do ozono. Cnic

- CIMEQ, 31 de outubro de 1990.

Reyes A, Castro J, Martínez G. (2012) Tratamento da algia pélvica com acupunctura. Rev. Virt Medic Tradicional China [internet].

Rigol O (2004) Obstetricia y Ginecología. Cidade de Havana: Editorial Ciencias Médicas.

Pryor A. e Rice R. G. (1998) Introdução à utilização do ozono em aplicações de processamento de alimentos.

Notícias sobre o ozono, 26 - 28.

Peláez M. (2012) Doença inflamatória pélvica e adolescência. Rev Cub Ginecol Obstet Torres P. (2003). Enfermagem em Medicina Natural e Tradicional. Havana: Editorial Ciencias Médico;

Stein, J.H. (1987) Internal Medicine. Volume II. Vol. I. Ed. Revolucionaria. Havana. P 1429.

ANEXOS

Anexo 1. Consentimento informado

O nosso trabalho é uma investigação sobre a doença inflamatória pélvica crónica em mulheres da Região Militar de Guantánamo tratadas com MNT, que nos permitirá melhorar a conduta a seguir na FAR perante esta patologia.

A sua participação é anónima, respeitaremos a sua opinião e os resultados do inquérito serão utilizados apenas para fins científicos. Agradecemos a ajuda que nos possa dar e pedimos a sua compreensão. É livre de abandonar o inquérito se assim o desejar ou de não participar no mesmo.

Se estiver de acordo, contamos com a sua aprovação. Ao assinar, estou de consciência tranquila.

Assinatura do paciente

Anexo 2. Formulário de recolha de dados.

Nome e apelido:

Idade:

Estado civil:

✓ Solteiro:

✓ Casado:

✓ Acompanhado:

✓ Divorciado:

✓ Viúva:

Escolaridade:

✓ Primário:

✓ Secundário:

✓ Pré-universitário:

✓ Universidade:

Resposta ao tratamento:

✓ Ótimo:

✓ Regular:

✓ Mala:

Reacções adversas:

✓ Leve:

✓ Moderado:

✓ Grave:

✓ Sério:

√ Inesperado:

Sintomas presentes:

√ Dor no abdómen inferior:

√ Leucorreia:

√ Febre:

√ Dispareunia ou coitalgia:

√ Sintomas gastrointestinais:

Anexo 4. Imagens de tripa

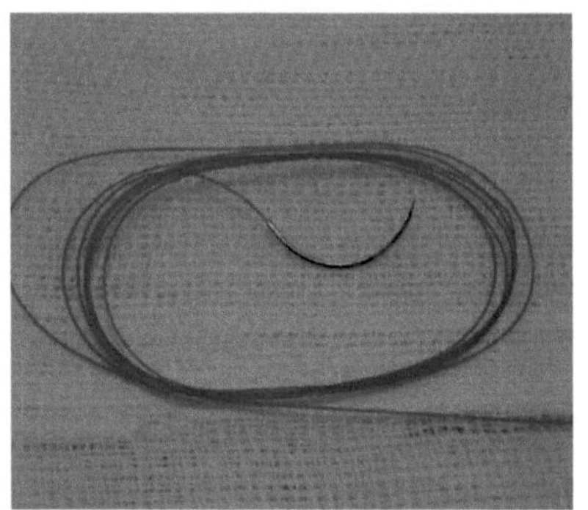

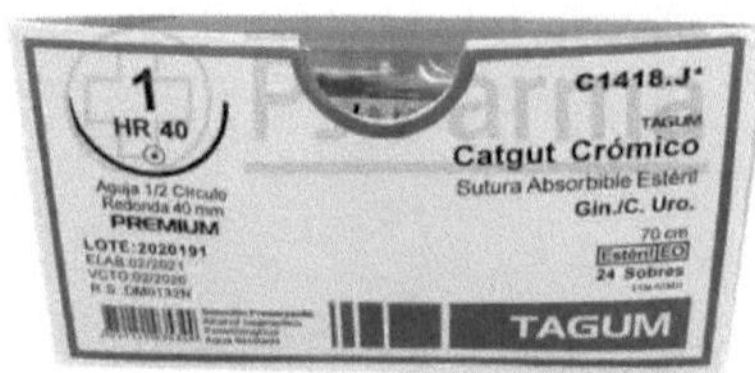

ÍNDICE

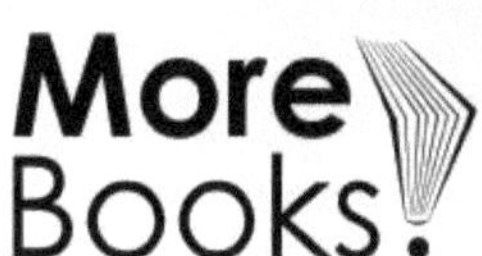

More Books!

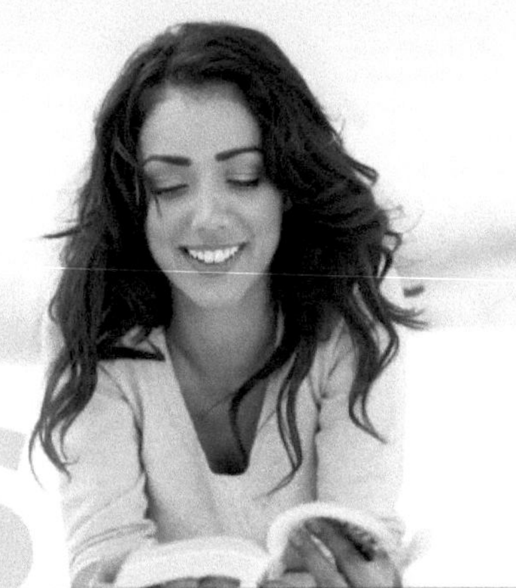

yes
I want morebooks!

Buy your books fast and straightforward online - at one of world's fastest growing online book stores! Environmentally sound due to Print-on-Demand technologies.

Buy your books online at
www.morebooks.shop

Compre os seus livros mais rápido e diretamente na internet, em uma das livrarias on-line com o maior crescimento no mundo! Produção que protege o meio ambiente através das tecnologias de impressão sob demanda.

Compre os seus livros on-line em
www.morebooks.shop

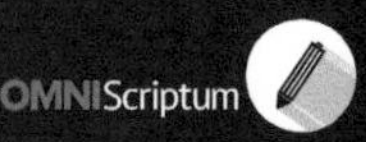

info@omniscriptum.com
www.omniscriptum.com

OMNIScriptum

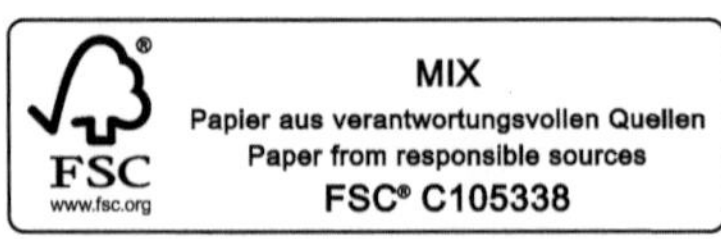

MIX
Papier aus verantwortungsvollen Quellen
Paper from responsible sources
FSC® C105338
FSC
www.fsc.org

Printed by Books on Demand GmbH, Norderstedt / Germany